NOUVEAU

Traitement Rationnel

POUR LA

CONSERVATION NATURELLE DES DENTS

PAR

L. CHAMPAGNE ✠

Chirurgien-Dentiste

Diplômé de la Faculté de Médecine de Paris

1er Prix de l'École Dentaire de France.

3, PLACE DE LA MADELEINE

PARIS

5-06.

NOUVEAU

TRAITEMENT RATIONNEL

POUR LA

CONSERVATION NATURELLE DES DENTS

C'est le devoir de tout homme de science et de tout praticien de chercher, dans la mesure de ses moyens et de ses forces, à répandre les connaissances qu'il a acquises, à faire connaître les fruits de son expérience et de son travail, afin de contribuer pour sa part à soulager les maux de ses semblables et fournir son effort personnel dans la lutte que nous poursuivons tous contre la souffrance et la maladie. Tels ont toujours été les principes qui m'ont guidé depuis le début de mes études odontologiques et durant tout le cours de mon exercice professionnel. Toujours je me suis appliqué, avec une persévérance inlassable, à réaliser de nouveaux progrès dans mon art et à vulgariser les résultats de mes recherches, afin de faire bénéficier toute l'humanité des innovations heureuses que j'ai pu découvrir. Sans cesse, dans les Congrès, dans les Expositions, j'ai loyalement et fidèlement décrit mes appareils et expliqué mes méthodes, ne reculant devant aucun sacrifice de temps ou d'argent pour apporter ma contribution aux progrès de la science. Et aujourd'hui encore, sans souci de ma peine et de mes dépenses, j'entreprends cette œuvre nouvelle, dont on va lire l'exposé dans la présente brochure. Mon but est purement altruiste et humanitaire, mon unique désir est de rendre un service précieux à tous ceux qui souffrent de ces accidents si pénibles et si fréquents : les affections dentaires.

Jamais peut-être la nécessité de la lutte contre les maladies des dents et de la bouche ne s'est imposée avec une urgence plus impérieuse. Il est indéniable qu'à l'heure actuelle, la génération présente est particulièrement atteinte à ce point de vue. En Amérique principalement, les tares dentaires prennent des proportions inquiétantes. La statistique, avec son éloquence aussi brutale que brève, nous révèle en effet que, sur vingt citoyens des États-Unis, huit au moins portent des pièces ou des dentiers artificiels. En France, si les maxillaires de nos concitoyens ne sont pas aussi dévastés qu'ils le sont dans les pays d'outre-mer, il est pourtant un nombre considérable de malheureux dont la vie est empoisonnée par ces misères qu'on appelle scientifiquement les caries dentaires, les gingivites, les névralgies, etc., et que le public dénomme d'un terme aussi expressif que saisissant : la rage de dents !

Il importe donc que le praticien consciencieux, alliant la philanthropie à la science, vienne offrir à toutes ces tortures un soulagement et un remède. Tel est le rôle que je me suis tracé dans cette brochure, et ceux qui voudront bien la lire jusqu'au bout s'apercevront qu'ils n'auront pas perdu les quelques instants qu'ils m'auront consacrés.

Du danger d'un dentifrice unique

D'abord, on doit se demander à quelle cause remonte la fréquence si étonnante des affections dentaires et buccales, malgré les soins d'hygiène quotidiens et les précautions antiseptiques.

C'est que, le plus souvent, ces précautions, que l'on prend en les croyant bienfaisantes, sont au contraire nuisibles et dangereuses au plus haut degré. Beaucoup de chirurgiens-dentistes estiment que la majeure partie des maladies buccales proviennent de l'emploi irraisonné de dentifrices et de produits antiseptiques.

Pour mon compte, j'ai toujours observé, chaque fois que je me suis informé de la préparation employée par mes clients pour leur toilette buccale, que les divers élixirs à base d'alcool se trouvaient être fort pernicieux pour les affections dentaires de mes patients ; j'ai noté, en outre, que les mélanges astringents, acidulés et alcoolisés, qui ont pour objet de raffermir les gencives, attaquaient toujours l'émail dentaire, le fendillaient, et causaient ainsi des caries innombrables.

Or on sait, ou on ne sait pas, que les dents sont des ostéides d'une fragilité extrême, parce qu'elles sont creuses à leur sommet et remplies d'une pulpe vasculo-nerveuse peu résistante qui sert de gaîne protectrice aux vaisseaux nourriciers et aux nerfs sensitifs de la dent. La portion dure ne recouvre que la couronne : c'est l'émail friable, dont je parlais plus haut, qu'un choc ou un acide détériore sans retour.

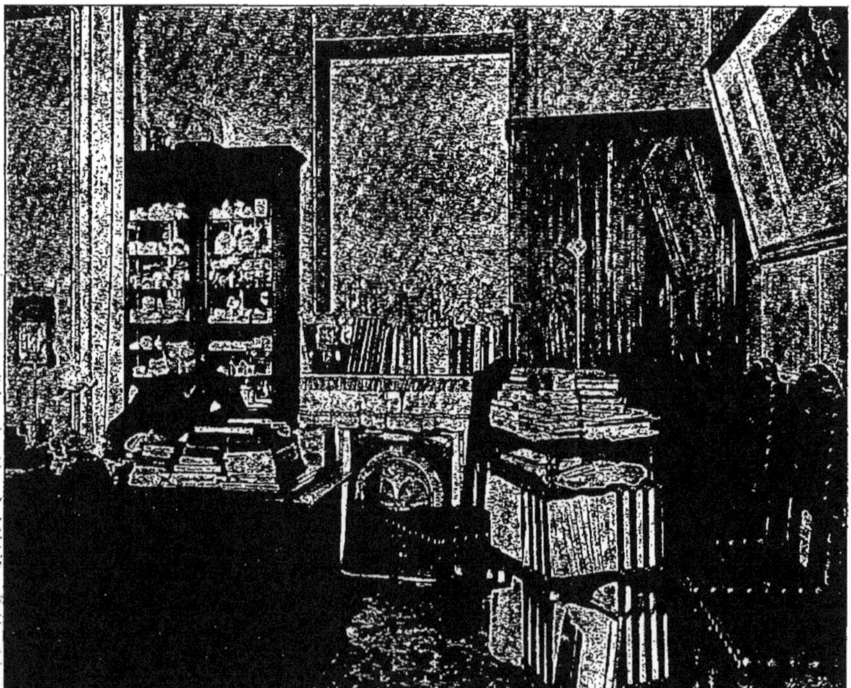

Figure 1. — Cabinet de Consultation.

De mes observations faites sur une vaste échelle, puisque, soit dans mon cabinet, soit à mes diverses cliniques, quinze à seize mille clients passent chaque année sous mes yeux, je conclus donc que l'hygiène buccale est encore fort méconnue. Et ils courent de bien grands risques, ceux qui adoptent, au hasard, un dentifrice unique, en se fiant aveuglément au parfum agréable ou au prix élevé du produit. — *Empta solet multum medicina* — est une erreur coûteuse, non pour l'inventeur, naturellement, mais pour les crédules qui l'adoptent les yeux fermés.

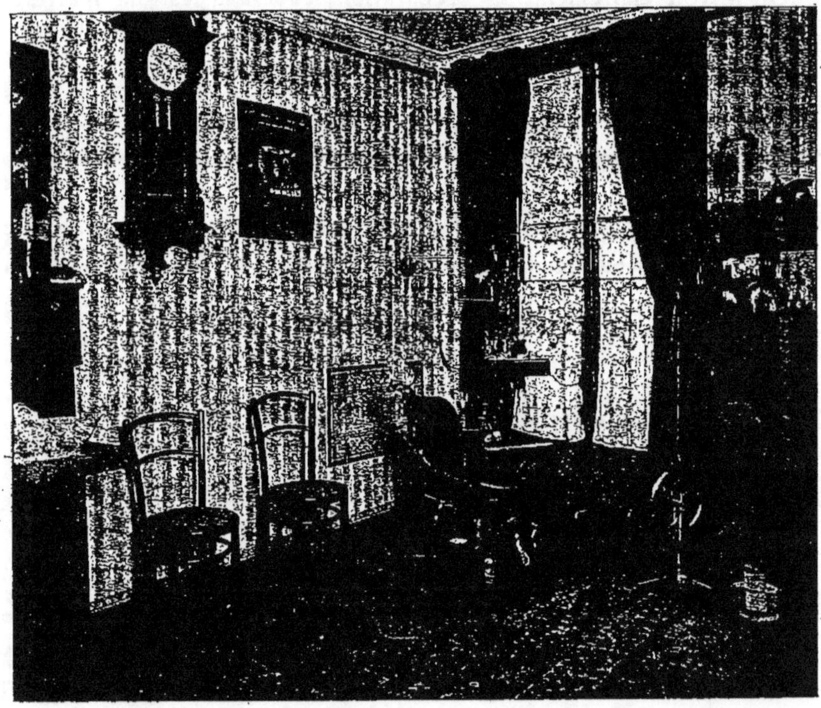

Figure II. — CABINET DE LA CLINIQUE DENTAIRE, 10, DE LA RUE DU FAUBOURG-SAINT-HONORÉ.

Du rôle de la salive dans les maladies dentaires

Pourquoi une préparation unique ne peut-elle guérir tout le monde ? Pour une raison scientifiquement irréfutable : c'est que la salive humaine, *cause de toutes les maladies dentaires*, est *absolument dissemblable* chez les hommes !

Chez les uns, elle est trop riche en phosphates, chez les autres trop alcaline, ou trop acide, ou trop albumineuse, ou trop sulfocyanée, etc., etc. !

Chez les arthritiques, en particulier, qui sont si nombreux, la salive dépose entre les dents le tartre, bien connu de tous ; et c'est ce dépôt de tartre qui provoque chez les goutteux, les rhumatisants, ces inflammations alvéolaires qui entraînent la perte irrévocable de la denture.

Comment, dans ces conditions, un dentifrice *unique* pourrait-il agir victorieusement sur ces salives nocives autant que diverses ? On le voit clairement, la préparation *souveraine* est un leurre... ou quelque chose de pis !

Le Papier analytique

C'est pour remédier à ces pratiques erronées que j'ai consacré douze années à la recherche du dentifrice idéal. Le problème n'était certes pas facile à résoudre. Il fallait en effet trouver, avant tout, un procédé d'analyse pour distinguer les diverses sortes de salives.

Or les analyses du suc salivaire sont des opérations fort coûteuses et fort compliquées. Pourtant, après nombre de tentatives, j'ai pu arriver, aujourd'hui, à établir une opération simple, au moyen d'un papier analytique de ma composition, permettant à chacun de connaître exactement la nature même de sa salive. Ce papier, qui est envoyé gracieusement à toute personne ayant demandé le questionnaire dentaire (écrire à mon laboratoire, 3, place de la Madeleine) nous permet de déterminer, à l'aide de réactifs très sensibles, la nature de l'affection dentaire du client éloigné, aussi bien que si nous avions pu l'examiner longuement : et c'est alors, seulement, que nous lui envoyons un dentifrice justement fait pour guérir, restaurer et blanchir ses dents.

Ainsi ma méthode nouvelle, si elle entraîne pour moi complications et travail, a du moins l'avantage d'être pour mes clients d'une simplicité et d'une commodité sans pareilles.

Mes Dentifrices conservateurs

Mes préparations se distinguent des innombrables spécialités connues, en ce sens qu'elles sont le résultat de sérieux travaux microbiologiques et d'expériences pratiquées sur les toxines salivaires, au moyen de tous les antiseptiques que la chimie moderne découvre chaque jour. Parmi ces antiseptiques énergiques, je n'ai admis dans mes dentifrices que les mélanges *inoffensifs*, car il existe, dans la collection nombreuse des antiseptiques, des poisons dangereux pour l'organisme humain encore plus que pour les microbes ; c'est pourquoi mes préparations, tout en étant fort actives, ne présentent nul risque de danger.

Préparés dans mon laboratoire, par un personnel de choix, mes dentifrices renferment, sous une forme spéciale, les remèdes certains de toute affection dentaire.

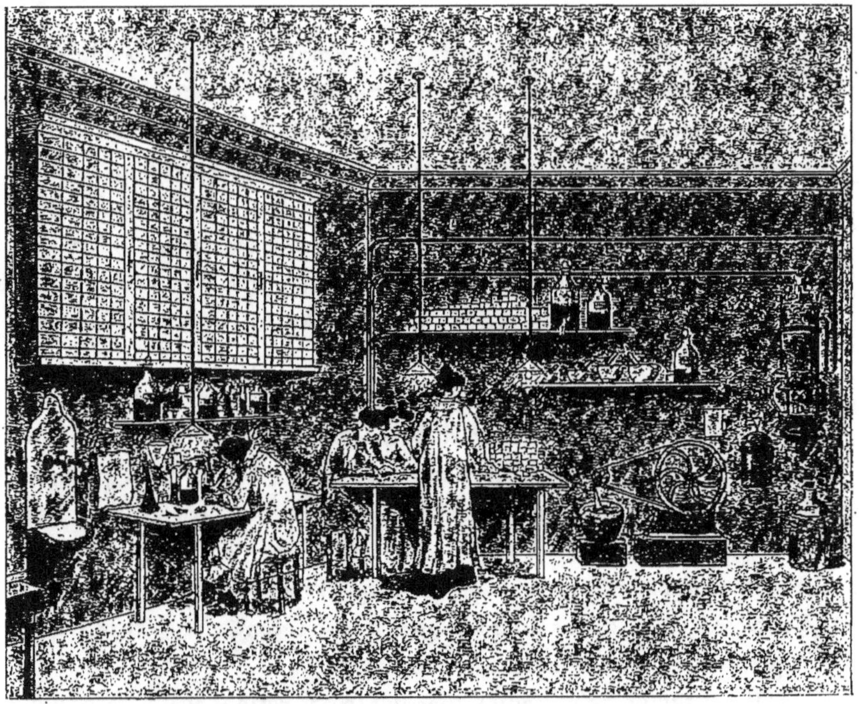

Figure III. — Laboratoire de la Fabrique des Dentifrices.

En se servant journellement de ces préparations conservatrices et inoffensives, mes clients sont assurés contre les caries des dents, les inflammations des gencives, les abcès, les fluxions de la bouche, la fétidité de l'haleine, etc.

Je dirai enfin, sans insister davantage, que mes clients anciens sont particulièrement heureux d'employer mes préparations. Quelques-unes de mes clientes se trouvent rajeunies de vingt ans, depuis que leur sourire est embelli par des dents saines, d'une blancheur éblouissante ! Si l'on vieillit par la peau, on vieillit bien davantage encore par les dents ! Des dents longues et jaunâtres, des gencives violacées, disent l'âge d'une dame plus sûrement qu'un acte de naissance implacable. L'hygiène et la coquetterie doivent donc cheminer ensemble, et le praticien, s'il veut être vraiment philanthrope, doit sacrifier à l'esthétique autant qu'à la physiologie.

Hygiène buccale infantile

Les maladies dentaires n'attaquent point seulement les adultes ; elles peuvent envahir les maxillaires des tendres nouveau-nés. Je l'ai constaté souvent chez des enfants âgés de dix-huit mois à peine !

Ces précoces candidats aux rages de dents présentent les mêmes caries, les mêmes abcès, les mêmes fistules que leurs parents. Que de cicatrices difformes vont, parfois, chez les bébés jusqu'à détruire la partie alvéolaire de la mâchoire ! Que de troubles nerveux, de convulsions épouvantables, de mouvements fébriles, sont dus au développement anormal de la deuxième dentition !

Les bonnes mères sont donc *tenues* de veiller avec soin sur l'appareil dentaire de leurs enfants, non seulement en vue d'une propreté méticuleuse, mais pour leur interdire ces jeux perfides qui consistent à introduire dans la bouche toutes sortes de corps durs : billes, coquilles de noix, jouets de plomb, etc., etc. ; c'est à la déplorable négligence des mères que l'on doit les malformations dentaires et les caries douloureuses qui affectent, nous dit la statistique municipale, 75 enfants pour 100.

Il est temps de remédier, par des soins rationnels, à ce déplorable état de choses ; c'est pourquoi j'engage toutes les mères à se servir, pour leurs enfants, des dentifrices que je fais tout spécialement doser pour eux. Ces préparations préventives, justement combinées pour guérir les affections de la première et de la seconde dentitions infantiles, ne présentent que des avantages certains et sont dépourvues de tous les dangers des dentifrices du commerce. Le papier analytique des adultes peut être employé pour les analyses de la salive des enfants ; la méthode est la même pour tous et seules les préparations, poudres ou opiats, sont différentes.

Si les mères timorées désiraient des explications verbales, je me tiens *gracieusement* à leur disposition (comme à celle de toute personne qui désirera me consulter) *le mardi matin, de 9 heures à midi,* 3, place de la Madeleine.

Mon Cabinet modèle

Si parfaits et si bienfaisants que soient mes produits préventifs, on comprend cependant qu'ils n'ont pas la prétention de rétablir les destructions définitives, de remplir les dents creuses et de faire repousser les dents absentes. Ce serait là du miracle qu'un praticien sérieux, comme j'ai la prétention de l'être, ne se permet point de

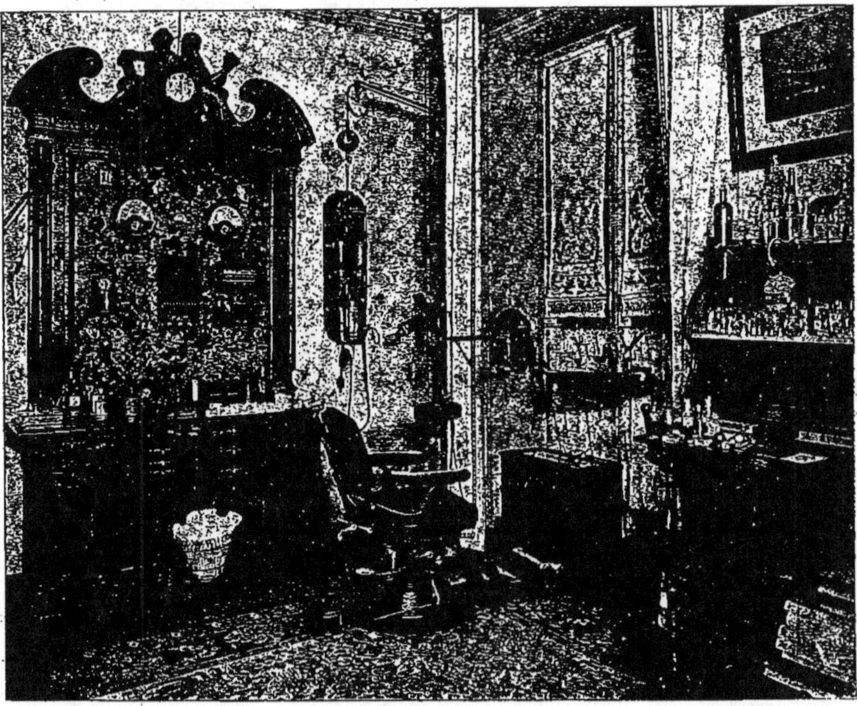

Figure IV. — Cabinet d'Opération.

promettre, à l'exemple de tant de charlatans impudents et trompeurs.

A ces personnes-là, qui viennent trop tard pour profiter des propriétés conservatrices et préservatrices de mes produits, je ne puis que conseiller d'avoir recours aux ressources et aux artifices de la chirurgie dentaire et de la prothèse.

Dans cette branche de mon art, j'ai poussé aussi mes investigations et mes recherches, et je puis affirmer qu'à ce point de vue mes travaux ne sont pas moins importants que pour la chimie buccale.

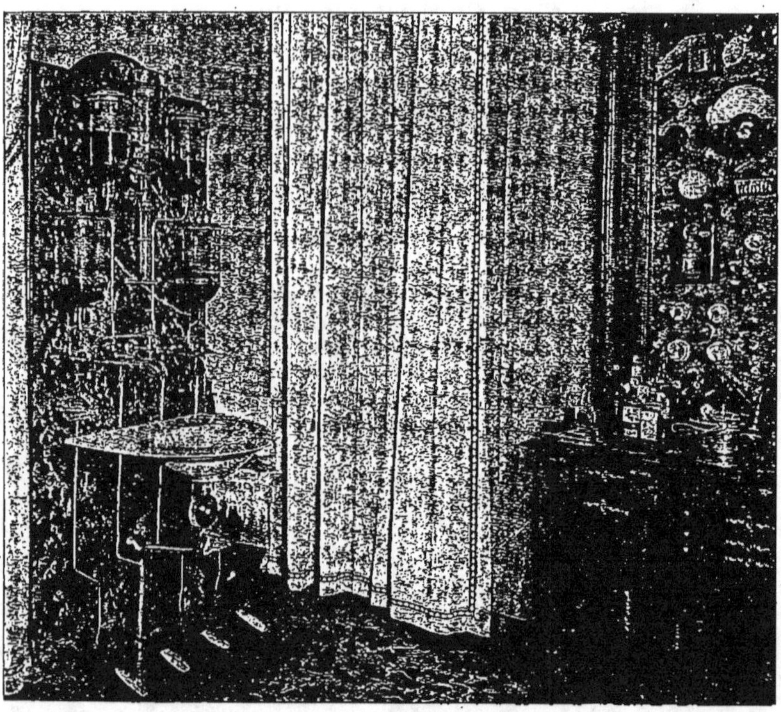

Figure V. — Lavabo pour l'Antisepsie.

Ayant employé tous mes instants à étudier et à perfectionner les améliorations révélées par les grands concours mondiaux de chirurgie et de prothèse dentaire, j'ai été assez heureux pour apporter, moi aussi, mon tribut de découvertes ; c'est ainsi que je puis appliquer, tant à ma clinique que dans mes cabinets de consultation, les traitements les plus efficaces et les plus nouveaux qui soient connus de nos jours.

Mon cabinet particulier, je puis le dire sans exagération, est considéré par le monde savant comme le modèle type le plus parfait d'installation chirurgicale et d'hygiène scientifique.

L'antisepsie la plus rigoureuse y est pratiquée ; elle fait l'objet de mes soins incessants, ce qui a pour résultat de préserver mes malades des accidents ordinaires, dus à la malpropreté des opérateurs ou aux instruments non stérilisés à l'étuve.

Chez moi règne la plus méticuleuse antisepsie ! Les solutions antiseptiques, variées à l'infini, me sont distribuées, toutes dosées, par un appareil lavabo breveté, de mon invention.

Je puis encore, en employant un appareil électrique (ma dernière invention), opérer avec célérité et sécurité absolues les cas les plus graves, les extractions, les obturations, les cautérisations de plaies, et soulager immédiatement les douleurs dentaires les plus vives ; enfin, faire disparaître les fluxions, les abcès, les maux de gorge et toutes les petites et grandes misères de l'appareil buccal.

Il est bon de noter encore que toutes ces opérations se font *sans danger, sans douleur* et avec une rapidité prodigieuse.

Tous mes malades sont émerveillés de ma technique et de mes procédés, qui sont, de leur avis même, supérieurs à tous ceux des plus illustres praticiens d'Europe et d'Amérique.

Conclusion

Il ne me reste plus qu'à souhaiter d'avoir convaincu mes lecteurs de la nécessité de soigner leurs dents, qui sont non seulement le charme du sourire et les adjuvants indispensables du verbe clair et net, mais encore les protecteurs vigilants des fonctions de l'estomac. Sans bonnes dents, point de bonnes digestions, puisque l'organe stomacal se trouve empli d'aliments indigestes, parce qu'imparfaitement triturés !

Or, c'est la parfaite mastication qui fait la parfaite assimilation des matières nutritives, et on sait que la cellule humaine bien nourrie résiste mieux aux assauts des microbes et des bactéries qui pullulent dans notre corps ! Avoir de bonnes dents, saines et blanches, c'est, à proprement parler, passer un bail de longue vie, c'est reculer les bornes de la vieillesse, c'est mettre en fuite la maladie et narguer la mort !

L. CHAMPAGNE, ✠

Chirurgien-dentiste diplômé de la Faculté de Médecine de Paris,

1er prix de l'École dentaire de France.

AVIS

Pour bénéficier de la « Méthode Préventive Champagne » il suffit d'écrire à M. Champagne, 3, place de la Madeleine, à Paris, pour demander le papier analytique et le questionnaire que l'on recevra *gracieusement*. Faire alors l'épreuve du papier et

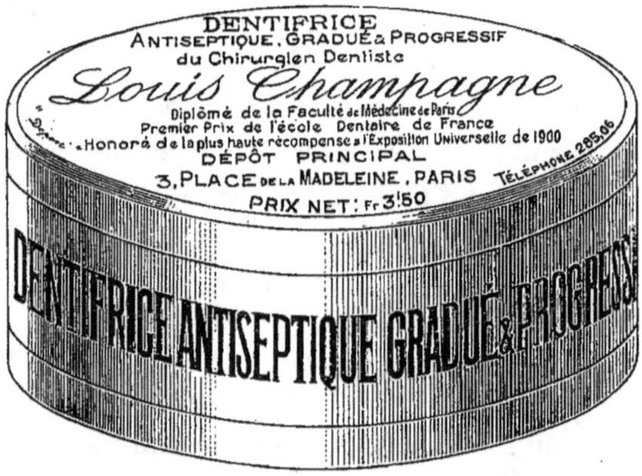

remplir le questionnaire selon les indications données et les retourner à M. Champagne, pour que l'analyse chimique de la salive soit faite. Comme les Produits Préventifs ont une composition secrète et n'existent pas dans le commerce, il est nécessaire de joindre à cet envoi la somme de 3 fr. 80 en mandat-poste, prix de la boîte de dentifrice prescrit que l'on recevra sans retard, dès que l'analyse sera faite.

PAPIER, GRAVURE ET IMPRESSION
LOUIS GEISLER, AUX CHATELLES ❦
PAR RAON-L'ÉTAPE (VOSGES). ❦

PAPIER, GRAVURE ET IMPRESSION,
L. GEISLER, AUX CHATELLES
PAR RAON-L'ÉTAPE
(VOSGES)

www.ingramcontent.com/pod-product-compliance
Lightning Source LLC
LaVergne TN
LVHW021532140926
848035LV00047B/1315

* 9 7 8 2 0 1 9 6 5 3 4 4 6 *